Bonnet.

LETTRES

adressées à M. DUMAS, Membre de l'Institut,

sur

LES GLOBULES ET LA FIBRINE DU SANG,

Par M. BONNET,

PROFESSEUR DE CLINIQUE CHIRURGICALE À LYON.

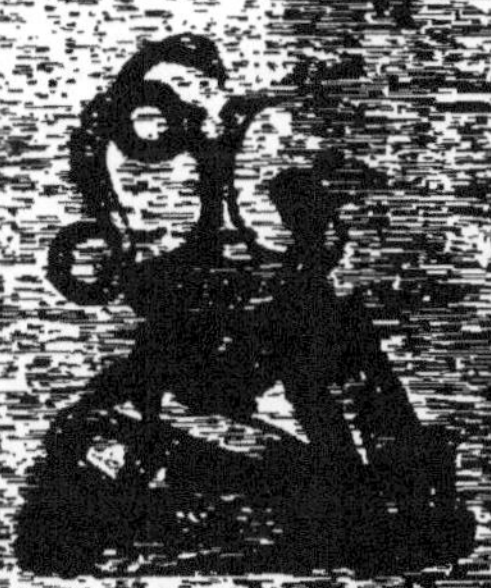

LYON

IMPRIMERIE DE LA ROCHE,

RUE ST DOMINIQUE.

1846

LETTRES

ADRESSÉES A M. DUMAS, MEMBRE DE L'INSTITUT,

SUR

LES GLOBULES ET LA FIBRINE DU SANG,

Par M. BONNET,

Professeur de Clinique Chirurgicale , à Lyon.

Les deux lettres suivantes ont été communiquées à l'Institut, par M. Dumas ; mais comme les faits qui y sont contenus n'ont été publiés que par extraits dans les comptes-rendus de l'Académie des Sciences, nous croyons devoir les faire imprimer en entier dans ce journal.

A Monsieur Dumas, membre de l'Académie des Sciences.

MONSIEUR,

Le Mémoire que vous avez lu le 1er juin à l'Académie des Sciences a reporté mon attention sur un travail auquel j'ai consacré plusieurs mois de recherches pendant

1847

l'année 1842, et que, détourné par d'autres occupations, j'avais presque entièrement perdu de vue depuis cette époque. Les découvertes consignées dans votre travail enlèvent à celui que j'aurais pu publier sur le même sujet une grande partie de sa nouveauté ; cependant, comme mes observations ajoutent quelques détails à celles que vous avez faites et qu'elles permettent de répondre, en partie du moins, aux questions que vous proposez aux médecins, j'ose espérer que vous n'en recevrez pas la communication sans quelque intérêt.

Les recherches que j'ai faites en 1842 avaient pour but de déterminer quelle action les réactifs chimiques ou les substances médicamenteuses exercent sur le sang au sortir de la veine. J'étudiai cette action sur la fibrine et sur les globules du sang. Permettez-moi de ne traiter ici que de cette dernière question.

Vous avez annoncé dans votre Mémoire : 1° Que la conversion de sang veineux en sang artériel ne peut s'accomplir que lorsque les globules sont intacts ; 2° Que toutes les substances qui dissolvent les globules, empêchent la matière colorante du sang veineux de rougir au contact de l'air.

J'avais reconnu également cette vérité (ce que je ne dis point avec l'intention de réclamer une priorité que ma négligence m'a fait perdre), et j'y avais été conduit d'abord en remarquant l'action différente qu'exercent sur le sang l'eau pure et l'eau sucrée. Si le sang veineux tombe dans de l'eau pure, il y reste noir, quelle que soit la durée de son exposition à l'air ; s'il est mélangé à l'eau sucrée, il devient rouge à l'air avec plus de rapidité qu'il ne le fait lorsqu'il est sans mélange. Or, dans l'eau pure les globules se dissolvent, tandis que l'eau sucrée ne les dissout pas et les conserve dans un état parfait d'intégrité.

La conclusion qui ressort de ces deux faits plusieurs fois observés a été confirmée par toutes les expériences que j'ai faites en mélangeant le sang avec des acides, des alcalis ou des sels.

Sachant que le sang mélangé au sortir de la veine avec de l'eau sucrée, dans la proportion de moitié à un cinquième, conserve sa structure, et que si on jette ce mélange sur un filtre, les globules restent sur le filtre, tandis qu'il ne passe à travers celui-ci qu'une sérosité incolore, je pensai que l'on pourrait profiter de cette observation pour reconnaître l'action que diverses substances peuvent exercer sur les éléments du sang. En effet, que l'on fasse dissoudre une substance quelconque dans de l'eau sucrée, qu'on verse du sang dans cette dissolution et qu'on jette le tout sur un filtre, si les globules restés sur le filtre rougissent au contact de l'air et que la sérosité passe incolore, le phénomène s'accomplit comme si aucune addition n'eût été faite à l'eau sucrée ; la substance expérimentée est donc sans action sur les globules ; si la sérosité traverse le filtre plus ou moins noircie par la matière colorante du sang, l'action de l'eau sucrée a été neutralisée, la substance employée dissout les globules. En expérimentant d'après ces principes sur du sang de cheval de concert avec M. Rey, professeur à l'Ecole vétérinaire de Lyon, nous avons reconnu les faits suivants :

Un grand nombre de substances végétales et animales, même parmi celles qui exercent sur l'économie l'action la plus puissante, sont sans action sur les globules du sang. si on mélange leur décoction à l'eau sucrée et au sang , les choses se passent comme si on avait mélangé simplement le sang et l'eau sucrée. Ces substances sont, parmi celles que j'ai expérimentées, la ciguë, la noix vomique, la belladone, l'acétate de morphine, la rue, le seigle ergoté, le quinquina, la noix de galle , etc. En général, je faisais le mélange dans la proportion suivante :

Eau . . . . 4 centilitres.

Sirop de sucre . . . 1   «

Décoction concentrée de

    quina ou de toute autre

    substance 1   «

Sang . . . . . . 1/2   «

Celui-ci formait donc le 1/3 du mélange.

Les substances animales qui ont été sans action sur les globules sont le lait, l'urine , le pus frais inodore, les décoctions concentrées de corne de cheval et de laine de mouton.

Les substances qui enlèvent à l'eau sucrée la faculté qu'elle a de conserver les globules, et qui sont telles que, dans les expériences que j'ai tentées, le liquide jeté sur le filtre passe coloré en noir et ne rougit plus à l'air, sont extrêmement nombreuses.

Indépendamment de celles que vous avez fait connaître dans votre Mémoire, telles que les chlorures de potassium et d'ammonium , j'ai reconnu cette propriété aux acides sulfurique et oxalique affaiblis ; à tous les alcalis, potasse, soude, ammoniaque ; à tous les sels ammoniacaux, et, par-dessus tout, au sulfhydrate d'ammoniaque, dont la plus faible proportion suffit pour neutraliser l'action de l'eau sucrée sur les globules, et qui augmente étrangement la teinte noire du sang.

Je dois vous avouer que mes souvenirs et mes notes ne me conduisent pas à ranger, avec vous, le chlorure de sodium parmi les substances qui s'opposent à la conversion du sang veineux en sang artériel; il m'avait paru au contraire que sa solution rendait plus rapide et plus vive la teinte rouge que le sang veineux prend au contact de l'air, et je l'avais placé sous ce rapport dans la même catégorie, quoique à un plus faible degré, que le nitrate de potasse qui conserve si bien les globules et facilite leur rubéfaction avec tant de puissance. Voici l'une des expériences que je trouve dans mes notes :

On a fait le mélange suivant :

Eau	4 centilitres.
Sirop de sucre . . .	1 «
Solution saturée de sel marin	1/2 «
Sang de cheval . . .	1/2 «

Ce mélange agité a été versé sur un filtre; la plus grande partie de la matière colorante est restée sur le filtre, elle était d'une rouge écarlate et sans trace de coagulation; la partie filtrée était légèrement colorée en rouge, elle n'offrait aucune trace de fibrine. Dans cette expérience comme dans d'autres, il m'a paru que le chlorure de sodium empêchait la dissolution des globules dans l'eau et facilitait leur coloration à l'air. Du reste, l'action que ce sel exerce sur les viandes qu'il conserve plus rouges, est analogue à celle du nitrate de potasse qui produit cet effet à un si haut degré, et qui est, de tous les sels sur lesquels j'ai expérimenté, celui qui paraît le mieux conserver les globules et hâter la conversion du sang veineux en sang artériel.

En terminant votre Mémoire, Monsieur et illustre maître, vous exprimez le désir que les médecins appliquent à l'étude du sang malade au, sortir de la veine, la méthode de recherche que vous avez employée pour séparer les globules des autres éléments du sang : je trouve dans mes notes quelques recherches semblables, sinon identiques à celles que vous proposez.

Trois fois j'ai mélangé du sang humain, dans la proportion de un onzième, à de l'eau saturée de sucre, au sortir de la veine, et j'ai jeté le tout immédiatement sur un filtre. Le liquide a toujours passé clair, sans trace de matière colorante, si ce n'est pour les premières gouttes, et les globules restés sur le filtre ont rougi rapidement à l'air.

L'un des malades dont j'ai étudié le sang avait une inflammation aiguë produite par une contusion ; l'autre était en proie à une résorption putride, dépendante d'une plaie gangrénée ; je fis chez ce dernier l'expérience deux fois, à deux jours d'intervalle, le 17 et le 19 avril 1842 : e n'observai aucun phénomène différent de ceux que j'avais vus sur le sang des personnes jouissant de la santé ; je m'attendais à un autre résultat, car j'avais reconnu que le pus fétide et l'eau dans laquelle ont macéré des matières en putréfaction enlèvent au sucre la faculté de conserver les globules du sang, et agissent sur celui-ci comme le font les sels ammoniacaux.

Je suis porté à croire que dans tous les cas où le sang veineux rougit au contact de l'air, l'on n'observera pas plus de différence que je ne l'ai fait dans les trois cas dont je viens de parler, car, lorsque l'oxigénation des globules peut s'accomplir, ceux-ci sont intacts, et, mélangés à de l'eau sucrée ou à du sulfate de soude, ils doivent rester sur le filtre, comme dans l'état normal. Pour expérimenter avec chance de succès, il faudrait avoir à sa disposition des malades dont le sang veineux, exposé à l'air, restât noir et n'y reprît pas la teinte de sang artériel. Or, cet état ne s'observe, à ma connaissance, que dans le choléra, et heureusement nous n'avons plus la possibilité de l'étudier dans cette maladie. Il est probable que si l'on eût mélangé le sang des cholériques, au sortir de la veine, avec du sulfate de soude ou avec de l'eau sucrée et qu'on l'eût jeté sur un filtre, la sérosité eût passé colorée. Si ce résultat eût été observé, il aurait prouvé que dans le choléra les globules du sang sont en partie dissouts, et l'on eût compris la raison de l'un des phénomènes que présente cette étrange maladie, l'asphyxie avec l'intégrité des poumons et le libre exercice des mouvements respiratoires. Le projet de ces expériences devrait être signalé à ceux qui peuvent de nouveau observer le choléra, et il est à regretter que l'on n'en ait pas eu l'idée lorsque cette maladie régnait en France; mais à cette époque l'on était loin de connaître le sang comme on le connaît aujourd'hui, grâce aux travaux d'un grand nombre d'observateurs, et surtout grâce aux recherches que vous avez faites ou que vous avez provoquées.

Je termine ici cette lettre déjà bien longue, heureux si les observations qu'elle contient peuvent vous inspirer quelque intérêt; je vous laisse juge de décider si elles méritent quelque publicité, et je m'empresserai, si vous le

jugez convenable, de vous communiquer les autres expériences que j'ai faites sur le sang et que j'aurais conti-
nué à perdre de vue et à laisser dans l'oubli, si votre
beau travail n'avait réveillé mon attention sur ce sujet
fécond, et dont l'exploration approfondie promet tant à
l'avenir.

Veuillez agréer, etc.

BONNET,

Professeur de Clinique chirurgicale.

Lyon, 22 juillet 1846.

A Monsieur Dumas, membre de l'Académie des Sciences.

MONSIEUR,

La bienveillance avec laquelle vous avez accueilli la
lettre que j'ai eu l'honneur de vous écrire sur les modi-
fications que diverses substances impriment aux globules
du sang, et l'honneur que vous m'avez fait en voulant
bien communiquer mes observations à l'Académie des
Sciences, m'encouragent à vous transmettre la suite de
mes recherches sur le sang. Permettez-moi de vous faire
part aujourd'hui des résultats que j'ai obtenus en cher-
chant à déterminer l'action que les réactifs chimiques ou
les substances médicamenteuses exercent sur la fibrine,

et de comparer ces résultats avec ceux qui ont été cueillis par vous et par d'autres observateurs sur les globules du sang.

Si, au sortir de la veine, on fait tomber le sang dans de l'eau sucrée, et qu'après avoir agité le mélange on le jette immédiatement sur un filtre, les globules rouges restent sur celui-ci, et à travers son tissu s'écoule une sérosité parfaitement transparente, dans laquelle se dépose, après un certain temps, un caillot fibrineux gélatiniforme, semblable, quoique moins consistant, à celui qui forme la couenne inflammatoire du sang. Or, si l'on place dans le vase qui reçoit cette solution de fibrine un réactif sans action sur la sérosité, on peut juger avec beaucoup d'évidence si ce réactif s'oppose ou non à la coagulation de la fibrine. En faisant des recherches d'après cette méthode, j'ai trouvé que la sérosité qui tient de la fibrine en dissolution ne fournit aucun coagulum lorsqu'elle tombe 1° dans des solutions faibles d'alcalis, telles que la potasse, la soude et l'ammoniaque, et dans les sous-carbonates de ces bases; 2° dans plusieurs solutions salines, telles que celles de chlorure de sodium, de nitrate de potasse (1), de chlorhydrate d'ammoniaque, d'iodure de potassium, de sulfate de soude.

La propriété dont jouissent les alcalis, le sel marin,

______

(1) Voici, comme exemple de ces expériences, la note de l'une d'entre celles que j'ai faites sur le nitrate de potasse :

1° Le 6 juin 1842, de concert avec M. Rey, professeur à l'École vétérinaire de Lyon, j'ai fait le mélange suivant :

Eau	3 centilitres.
Sirop de sucre	1 id.
Sang au sortir de la veine . .	1/2 id.

le nitrate de potasse et le sulfate de soude d'empêcher la coagulation de la fibrine, a été signalée par un grand nombre d'auteurs (1). Je me borne à en constater l'existence par de nouvelles preuves, et j'insiste surtout sur la méthode que j'ai suivie, laquelle a cela de particulier que, faisant agir les réactifs sur la fibrine non encore coagulée et tenue en dissolution dans le sérum transparent et incolore, on obtient des résultats d'une parfaite évidence. C'est à son aide que j'ai fait les observations suivantes, auxquelles ne préparaient pas les recherches chimiques et expérimentales jusqu'à présent publiées.

1° Les décoctions des substances végétales qui contiennent une grande proportion de tannin empêchent la coagulation de la fibrine.

J'ai constaté cette propriété sur les décoctions de tannin, de quinquina, de noix de galle et de bistorte ;

2° Des acides assez étendus d'eau pour ne pas coaguler l'albumine enlèvent également à la fibrine la propriété

Ce mélange, après avoir été agité, a été versé immédiatement sur un filtre et la partie filtrée reçue dans

Eau saturée de nitrate de potasse. .   1 centilitre.

Les globules sanguins, devenus immédiatement d'un rouge artériel, sont tous restés sur le filtre.

La liqueur filtrée, parfaitement transparente, n'a offert, même au bout de deux jours, aucune trace de coagulation.

Diverses expériences m'ont prouvé que, si l'on emploie moins d'un centilitre de solution saturée de nitrate de potasse, toutes les autres proportions restant les mêmes, une partie de la fibrine qui traverse le filtre, dissoute dans la sérosité, forme un coagulum.

(1) Bersélius, *Traité de Chimie*, tom. VIII, pag. 44 ; Magendie, *Influence des agents physiques sur la vie* ; Denis, *Mémoire présenté à l'Institut*.

de former un caillot. Plusieurs expériences m'ont permis de reconnaître cette propriété aux acides sulfurique, acétique et oxalique affaiblis ;

3° Toutes les substances animales alcalines ou acides mettent également obstacle à la coagulation de la fibrine ; ainsi la bile, qui est rendue alcaline par la soude, le pus décomposé et devenu ammoniacal, rendent la coagulation du sang incomplète, ou l'empêchent tout-à-fait, suivant les proportions dans lesquelles sont faits les mélanges. Il en est de même de l'urine et du suc gastrique, du lait devenu acide par son exposition à l'air pendant quatre à cinq jours. Les substances animales qui ne sont ni acides ni alcalines, telles que le lait frais, la décoction de corne, n'exercent aucune influence sur la coagulation du sang ;

4° Des substances très actives n'ont aucune influence sur la coagulation de la fibrine : telles sont les solutions d'acétate de morphine, les décoctions de ciguë, de noix vomique, de belladone et même les dissolutions d'acide arsénieux.

La plupart de ces résultats sont si différents de ceux que l'on pouvait se croire en droit de présumer, j'ai été si étonné de voir, entre autres, les décoctions de tannin, de quinquina, et surtout les solutions d'acides faibles, empêcher la coagulation de la fibrine, que j'ai cherché à éviter toute erreur en répétant les expériences un grand nombre de fois, et en variant les procédés d'expérimentation.

Je ne me suis pas contenté de suivre la méthode indiquée au commencement de cette lettre et de faire tomber la sérosité tenant la fibrine en dissolution dans l'un des réactifs que je voulais expérimenter : j'ai mélangé, au sortir de la veine, le sang à l'eau sucrée et à celle des substances que je voulais expérimenter, et jetant le tout immédiatement sur un filtre, je recherchais s'il se formait ou non un coagulum dans le liquide filtré ; les résultats obtenus en suivant ces deux procédés ont été identiques ; ils se sont confirmés les uns les autres (1).

(1) Voici la note de deux des expériences que j'ai faites avec M. Rey, professeur à l'Ecole vétérinaire de Lyon, sur l'acide sulfurique affaibli.

1° Le 17 avril 1842, nous avons fait le mélange suivant :

Eau. . . . . 4 centilitres.

Sirop de sucre . . . . 1 id.

Sang au sortir de la veine. . . . 1/2 id.

Ce mélange a été versé sur un filtre, et la partie filtrée reçue dans :

Eau . . . . . 1/2 centilitre.

Acide sulfurique . 3 gouttes.

La partie filtrée est restée transparente, sans aucune trace de coagulation ; la faible quantité de matière colorante qui a passé à travers le filtre a été noircie.

2° Le 19 avril 1842, nous avons fait le mélange suivant :

Eau saturée de sucre . . . 1 décilitre.

Acide sulfurique . . . . . 25 gouttes.

Sang. . . . . 1 centilitre.

Le mélange prit immédiatement une couleur noire ; jeté sur un filtre, la sérosité qui traversa celui-ci passa également noircie ; demi-heure après, elle n'offrait aucune trace de coagulation, tandis qu'après ce temps la coagulation avait déjà eu lieu dans le mélange d'eau sucrée et de sang fait dans les mêmes proportions et jeté également sur un filtre. Il est à noter que le mélange d'eau sucrée . . 1 décilitre,

acide sulfurique. . 25 gouttes,

ne coagule pas l'albumine.

En rapprochant les observations que je viens de résumer de celles que j'ai déjà eu l'honneur de vous exposer dans une lettre précédente sur les globules du sang, je crois pouvoir établir quatre classes de substances, au point de vue de l'action qu'elles exercent sur la fibrine et sur les globules du sang.

Celles de la première classe conservent à ce liquide toute son intégrité : elles n'altèrent ni la structure des globules ni la plasticité de la fibrine.

Après avoir reconnu au sérum et aux solutions sucrées cette remarquable propriété, je regrette de ne pas avoir recherché si les décoctions alimentaires, comme les bouillons de bœuf et de mouton, n'en jouissent pas également.

Dans la seconde catégorie je place les substances qui, à l'inverse des solutions sucrées, altèrent tout à la fois les globules et la fibrine, qui dissolvent les premiers et enlèvent à la seconde la propriété de se coaguler. De ce nombre sont les alcalis, les sels ammoniacaux, spécialement le chlorhydrate et le sulfhydrate, enfin les acides faibles.

Dans la troisième catégorie, je place l'eau qui dissout les globules sanguins et conserve à la fibrine la propriété de se coaguler.

Enfin je range, dans la quatrième, les solutions qui conservent les globules et dissolvent la fibrine; dans ce nombre je signale surtout le chlorure de sodium, l'iodure de potassium et le nitrate de potasse.

En voyant à quel point un grand nombre de réactifs agissent différemment sur la fibrine et sur les globules du sang, on ne peut hésiter à conclure que la nature de l'un est différente de la nature de l'autre. Les faits que je viens de signaler peuvent donc aider à résoudre le problème sur lequel, au mois de juin dernier, vous annonciez un travail, savoir : Les différences ou les rapports que l'enveloppe des globules sanguins peut avoir avec d'autres principes immédiats des animaux.

J'avais entrepris les expériences dont je viens d'indiquer sommairement les résultats, afin d'éclairer la question encore si obscure du mode d'action des substances médicamenteuses qui pénètrent dans la circulation. J'ai obtenu sous ce rapport peu de résultats dignes d'intérêt, je crois cependant que l'on peut émettre, dès à présent, les conclusions suivantes :

1° Les solutions d'acétate de morphine, les décoctions de noix vomique, de ciguë, de belladone, d'assa fétida, ne modifiant en rien l'état de la fibrine et des globules du sang, on doit en conclure que leur action sur l'homme vivant est indépendante de toute action chimique sur le sang.

2° Les acides faibles et le nitrate de potasse sont souvent employés pour arrêter les hémorrhagies actives. Cependant les premiers dissolvent les globules et la fibrine du sang, le second en dissout la fibrine. La réaction qu'ils exercent sur le sang semble, en conséquence, devoir faciliter l'écoulement de celui-ci. Cette opposition entre les préceptes généralement admis, et les inductions qu'on peut déduire des expériences chimiques, conduisent à examiner de nouveau la valeur des premiers, et à rechercher si l'effet anti-hémorrhagique des acides faibles et du nitrate de potasse ne tient pas, en supposant qu'il soit bien constaté, à quelque circonstance accessoire, telle que la température de l'eau qui leur sert de véhicule.

3° **Plusieurs solutions salines**, appliquées sur des tumeurs fibrineuses, en facilitent la résolution. L'expérience empirique a fait reconnaître que les plus actives d'entre elles sont les solutions de chlorhydrate d'ammoniaque, de sel marin et d'iodure de potassium. Les faits chimiques prouvent qu'elles jouissent de la propriété de dissoudre la fibrine. Si cette propriété concourt essentiellement à les rendre résolutives, le nitrate de potasse, dissolvant très actif de la fibrine, pourrait aussi être employé pour dissoudre les tumeurs. Dans tous les cas, on distinguerait entre tous ces résolutifs ceux qui n'agissent que sur la fibrine, comme l'iodure de potassium, le sel marin, le nitrate de potasse et ceux qui dissolvent tout à la fois la fibrine et les globules du sang, comme le chlorhydrate d'ammoniaque.

4° **Les solutions de sucre**, jouissant seules, entre toutes celles que j'ai expérimentées, de la propriété de conserver tout à la fois aux globules leur forme et à la fibrine sa plasticité, méritent d'être étudiées sous le rapport thérapeutique comme elles l'ont été sous le rapport alimentaire.

Une école dont vous êtes le chef travaille à rassembler les éléments nécessaires à la solution des problèmes si nombreux que soulève l'application de la chimie à la médecine. Encouragé par votre bienveillant patronage, je me décide à apporter ma part de matériaux à ce travail qui nécessite un si grand concours d'efforts.

Si vous jugez cette seconde lettre digne de quelque intérêt, je serai heureux de continuer les communications qui acquièrent de la valeur du moment où vous voulez bien les agréer, et, dans un prochain Mémoire, j'examinerai quelle modification impriment à chacun des éléments du sang les solutions métalliques, et en particulier celles de mercure, d'antimoine, de zinc, de cuivre et de plomb.

Veuillez agréer, etc.

BONNET,

Professeur de clinique chirurgicale.

Lyon, 10 novembre 1846.

Lyon, Imp. de A. Mothon, rue St-Dominique, 13.